LETTRE

ECRITE PAR LE SIEVR
THEODORE DESJARDINS
Medecin & Chevalier de l'Inquisition de la ville d'Avignon, à M. Sarrepuy, Medecin de la même Faculté, au
sujet de son Or Potable, &
sur son établissement à Paris.

Suit la réponse du Sieur Sarrepui.

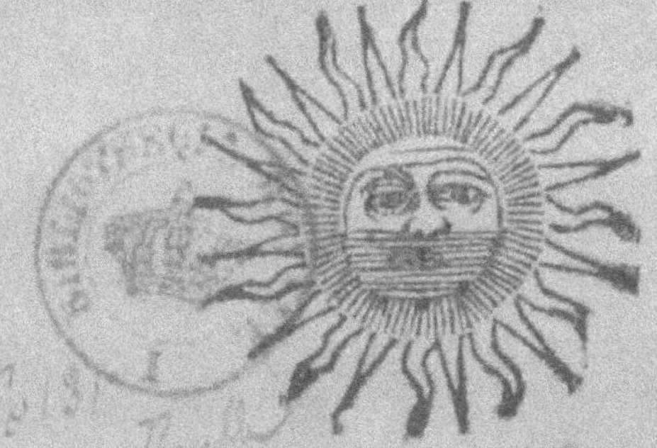

* *
* *Nemo est qui se abscondat à colore ejus.* *
* *

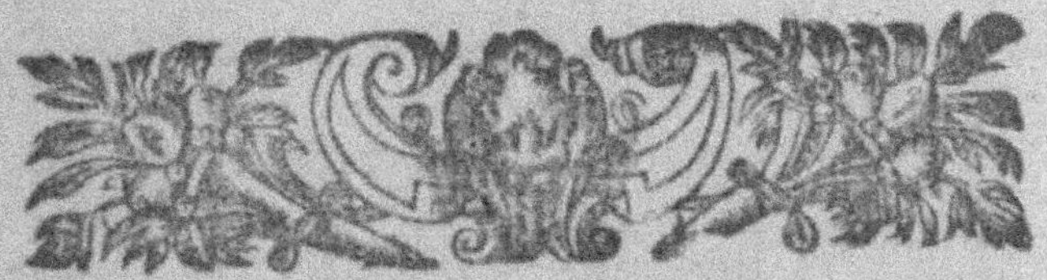

LETTRE

Ecrite par le Sieur THEODORE DESJARDINS, Docteur & Chevalier de l'Inquisition, de la ville d'Avignon, à M. Sarrepuy, Medecin de la mesme Faculté, au sujet de son Or Potable, & sur son establissement à Paris,

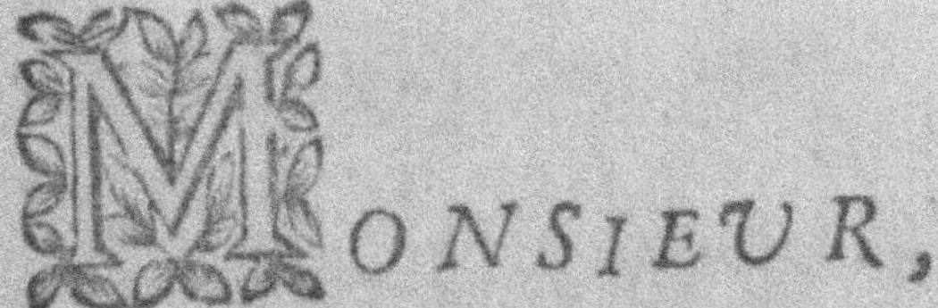

ONSIEUR,

Vous avez sujet, Mr. de vous plaindre de mon silence;

4

mais j'aime mieux pecher de cette
maniere que de trop parler, vir-
tutem primam esse puta com
pescere linguam. Je ne l'aurois pas pourtant gardé plus long
temps, quand mesme je n'aurois
pas reçû vostre obligeante Lettre:
mais j'ay bien voulu laisser cou-
ler quelque temps pour avoir lieu
de vous entretenir du bon succés
de mes entreprises. Je vous avois
communiqué mon dessein avant
mon départ ; je vous avois fait
voir un Ouvrage de cent mille
vers Latins que j'ay fait sur
l'Histoire du Roy, en forme de
Centon. Or je fis à vostre presence la dissolution radicale de l'Or
don: vous vous estes servi avec

ſuccés à vos malades ; N'eſt-ce
pas là le plus beau ſecret du monde
d'avoir trouvé le moyen de faire
quelque choſe ſans travailler, de
diſtiler tout le jour en ſe prome-
nant, eſtudiant, ou ſe divertiſ-
ſant.

Et l'avantage n'eſt-il pas bien
grand, de n'eſtre plus ſujet aux
maux de teſte que la fumée du
Charbon cauſe, n'y a l'altera-
tion que le feu excite dans les
poulmons en conſommant & rotiſ-
ſant tout le corps, & l'humide
radical des pauvres Chimiſtes,
non plus qu'aux vapeurs mer-
curieles, vitriolées & antimo-
niales, &c. qui leur font ſentir le

Nam vapor inclusus nocet, in for-
nace diurno,
Nocturnoque calore coqui est mox,
atque ita semper
Sulphur olent, semper faciem fu-
ligine tincti
Horrendas atrá simulant ab imagine larvas,
Incassum cuncta exercent frustra-
que laborant.
Sulphura quid memorem longo de-
tersa labore,
Nitraque, purgatosque sales, tostas-
que lyæi,
Longævi fæces, propria solvuntur
in unda,
Hinc solvunt, iterantque vices ac
sæpe resolvunt,
Deinde lavant iterumque terunt,
mox figere tentant:

In calcem vertúnt etiam, miſſoque
    vapore,
In ſublime ferunt tenuati corporis
    auram.

Je m'eſtime aſſez heureux d'a-
voir découvert ce Secret, ce qui
a fait que j'ay caſſé depuis quelque temps tous mes Fournaux, &
rompu tous mes Alambics, voïant
qu'ils m'eſtoient inutiles, je n'ay
gardé autre choſe que mes Reci-
piens pour recevoir les douces in-
fluances du Soleil; & à vous parler ingenuement, je ne trouve rien
de plus commode que de trouver
ſans rien faire dans des Cucurbites
aprés le coucher du Soleil une cer-
taine ſubſtance dorée, qui deſcend

du Ciel, qui dissout l'or preparé
sans corrosion, qui se prend par
la bouche, qui guerit mes malades, & qui ne me coûte rien à
recüeillir, & ne me donne point
de peine à faire ; Mais aussi je
vous avoüe que si cela est commode, j'en retire bien peu, c'est
aussi ce qui fait que je ne le donne
pas seul, je l'augmente avec de
l'Or purifié, je tempere sa chaleur
avec les rayons froids & corpori-
fies de la Lune, & les mets toûjours dans des vehicules conve-
nables aux maladies que je traite :
Je suis en doute si cette substance
est simple, ou composée, mais je
m'imagine que ce doit estre la

Quinte essence de toutes les choses
crées & sublimées par le grand
Distillateur de la nature qui est
le Soleil.

Je ne sçay si c'est un Nitre
aerien, ou un Souffre celeste : mais
je sçay bien que j'ay esté le premier sur qui j'ay fait l'épreuve ;
je n'en prenois dans le commence-
ment que trois goutes par jour,
& m'estant apperçû que cela me
rendoit l'esprit plus libre, & le
corps plus fort & plus robuste,
j'ay voulu experimenter, si le
trop me pourroit nuire, mais j'en
ay pris jusques à dix fois par jour
sans m'estre apperçû d'autre chose, si ce n'est que d'une douce &

balsamique chaleur qui se répan-
doit par tout le cors, qui me fortifioit
en regenerant les espris vitaux,
les accumulant & les entassant,
pour ainsi parler les uns sur les autres, rechauffant & reanimant
l'esprit, & toute la Nature.

Vous conviendrez avec moy
que le Soleil est une bonne chose, j'ay sujet d'en faire son Pa-
negyrique, mais il est rendu tantôt bon & tantôt méchand, selon
les diverses Matrices dans lesquelles il se corporsie; Car s'il se
corporisie dans une méchante terre
ou se trouve l'arcenic, le reagal,
l'orpiment & autres semblables,
il devient mauvais, car on ne

tire de ſes corps que de ſouffres ar-
cenicaux qui détruiſent le noſtre ;
ſi au contraire il ſe corporiſie
dans la tige du Raiſin ou dans
la racine d'un Olivier, il ſe
boniſie . Car on tire de ceux-
cy une matiere huileuſe, ſul-
phureuſe & inflammable, qui ne
contrarie point à noſtre Nature.

Ĵ'ay crû autre fois avant que
d'eſtre venu à la perfection de mon
Ouvrage de pouvoir tirer quelque
choſe de bon de celuy qui ſe corporiſie dans le Vitriol, dans le Mercure ou dans l'Antimoine aux
entrailles de la Terre, mais il ne
produiſoit pas de grands effets à
mes Malades, parce que je ſor-

tois du genre animal, & par
consequant du droit chemin; En
ce que l'Antimoine, le Mercure,
le Vitriol & les autres ne vi-
vent pas d'une vie vegetative
comme nous. Sed per conge-
lationem & juxta positionem
tantum vel per metallificam
& laxificam qualitatem; comme les Pierres qui ne sçauroient
jamais se changer en sang : il est
bien vray que les principes en
sont les mesmes, mais nous ne
sçaurions jamais si bien faire l'a-
nalise, ny separer si bien le pur
de l'impur, qu'il ne reste du mineral ou metail qui infecte toute
la Medecine; nos doigts sont trop

grossiers , & nostre feu est trop
violent, il consomme le plus vo-
latil , & confond presque tout le
reste.

Nam miscet potiùs simul & confun-
  dit eodem.
Frigida commutans calidis humen-
  tia siccis,

En façon que nous n'en pou-
vons presque rien tirer de pur
que nous n'ayons de l'impur mê-
lé emsemble ; mais quand on a
trouvé le Secret de recevoir les
Rayons solaires , ou le Nitre aerien dans des Cucurbites sus-
penduës en l'air , avant qu'ils se
corporisient dans le vegetal, metail ou mineral , il doit estre bien
meilleur ce me semble , parce qu'il

n'aura pas esté encore meslé dans aucune Terre.

C'est de cette maniere que je le prens , & c'est luy qui agit si puissamment dans nos maux en fortifiant & corroborant la Nature , avec laquelle il va de concert sans que nous sçachions comme elle opere ; *Natura autem se regulare novit , nos autem modum illius ignoramus.* Il n'ignore rien , parce que c'est celuy qui voit tout , & qui nous fait tout voir ; *Sol est oculus mundi , omnia qui videt & per quem videt omnia tellus.* C'est un Corps & non pas un Esprit , & par consequent

il peut estre corporisié ; Tange-
re enim & tangi nisi corpus
nulla potest res. *Aristée &*
tous les Philosophes .vous exhor-
tent de le prendre ; Disce fili
mi aërem captare, *puisque c'est*
en luy ou toutes les qualitez sont
renfermées ; Aëra per purum
veluti vitreas que per undas,
divini artifices hæc namque
potentia Cælo cælestis descen-
dit aqua invictis panacea po-
tens virtutibus nam servat vi-
rentem flore juventutem, nec
sinit casu perire maligno. *Puis-*
que donc cét Elixir n'est composé
que pes Rayons solaires, corporisiés
ou d'un Nitre invisible transsub-
stantié, il ne faut pas s'étonner s'il

brûle les choses mortes, car le Soleil pourrit les morts, vivifie les
vivans.

Il est plus à souhaitter d'avoir
un bon remede que la poudre fixa-
tive des Philosophes, puisque elle
nous donne la santé, les honneurs
& les richesses.

Fortunæ dator ille bonæ virtutis
     honoris,
Omnia cum dulci largitur cætera
     pace.
Et decus & longæ felicia tempora
     vitæ.

Le plaisir que j'ay de vous entre-
nir fait que je ne prens pas garde
que je suis trop long, je finis &) ne
nous fait pas presentement le détail
des toutes les Cures que j'ay fait,
puisque vous avez eû de si bon

ſuccés à vos malades, qui ſont les
deux motifs qui m'ont attiré à Paris: J'ay aſſez bien réuſſi à l'un ᴄᴛ
à l'autre; j'ay eſté aſſez heureux
pour que les plus beaux eſprits
ayent eſtimé mon Livre; ᴄᴛ aſſez fortuné pour avoir fait des
Cures conſiderables avec mon Or
Potable; Ce qui m'a fait prendre la reſolution de m'y eſtablir.
Vous eſtes trop de mes amis, Mr.
pour ne me conſeiller pas d'y reſ-
ter, puiſque je vois ſi bien réüſſir
mes projets, ᴄᴛ proſperer mes en-
trepriſes.

Mais puiſque vous prenez tant
de part à ce qui me regarde, je
vous veux inſtruire de tout ce qui
s'eſt paſſé juſques aujourd'huy

*& pour ne vous fatiguer pas par
des redites, je vous envoy seu-
lement les deux Placets qu'un
gros Seigneur qui m'honore de
son amitié a presenté au Roy,
& une Lettre d'une Dame de
consideration de la Cour, sur une
experience qu'on a fait de mon remede, avec un petit discours
qui vous informera de toutes les
qualitez, & vertus de mon Or
Potable, & d'une partie des Cures
que j'ay faite. C'est vostre tres-
humble & obeïssant serviteur,*

DESJARDINS;

*Ma demeure est Fauxbourg S. Ger-
main ruë Traverse, auprés des Incu-
rables.*

PLACET AV ROY,

SUR LE SUJET DU LIVRE.

SIRE,

THEODORE DESJARDINS, Docteur & Chevalier de l'inquisition de la ville d'Avignon, ayant fait une grande attention à la vie glorieuse de vôtre Majesté, n'a trouvé aucun Prince, aucun Heros, ny mesme aucun des Illustres que l'antiquité a qualifié de demy-Dieux, dont les Poëtes ayent chanté les vertus, & les glorieuses actions, ny qui les ayent eûës toutes ensemble, comme vôtre Majesté; & il a fallu une Armée de Muses, & une infinité de grands Poëtes pour exprimer tout ce que vous avez fait d'actions heroï-ques, & trouver assez de loüanges à

A iiij

8

vous donner. Ledit Desjardins par
un travail singulier, & infatigable de
plusieurs années, a si bien fait qua-
drer tous les Poëtes Latins, qu'à
prés y avoir trouve les actions de
l'Histoire de V. M. pour l'année
1672. qu'il a eû l'honneur de luy
presenter, aprés avoir esté exami-
né par M. de Montausier, M. l'Abbé Flechier, & M. Charpentier, ap-
prouvé, & reçû avec plaisir de V. M.
qui l'honnora d'une gratification de
1500. l. Il a commencé l'Histoire de
sa Vie glorieuse dés sa naissance mi-
raculeuse, & suivi jusques en 1690.
& par des rencontres merveilleux,
il a trouvé une infinité de noms
propres, des Païs, des personnes, des actions, de combats
de Mer, & de Terre, & toutes les
prises de Villes & Conquestes, &
les évenemens qui se trouvent dans
la veritable Histoire de V. M. en

telle maniere qu'il semble que tous
ses Auteurs l'ayent prophetisée. Ce
qui est surprenant, & tous les Sçavants le trouvent comme miraculeux, n'estant pas possible d'adapter
plus à propos tous les vers de tant
d'Illustres Poëtes ; & nul aujourd'huy
n'égalant l'un d'eux : ne pourroit
pretendre de les égaler tous ensemble : Cependant ils viennent tous
par ses soins, & ses veilles, chanter
la vie du plus Auguste Monarque
du monde, & épuiser leur magnifiques expressions.

Cela paroistra prodigieux à qui
l'examinera sans envie, & meriteroit de voir le jour non-seulement
en la Langue Latine qu'il a esté
fait, mais d'estre traduit en la nôtre à costé du Latin, pour monument à la France, & à la posterité
de la gloire de V. M. pour laquelle ledit Desjardins, espere qu'elle

donnera ordre à l'examen de ses Vers, qui sont au nombre de plus de 100000. Et aussi pour l'impression de ce Livre extraordinaire qui compose la Vie de Vostre Majesté, par un Poëme heroïque, pompeux, par tout ce qu'il y a de grand & de majestueux dans les Anciens Poëtes tous rassemblez pour vous seul ce qui ne se verra jamais. Il espere qu'ayant passé 11. années à travailler pour un si beau sujet, Elle aura la bonté de luy departir ces graces & bienfaits, puisque il continuëra de le perfectionner, traduire, & le faire imprimer, & de prier Dieu pour la santé & prosperité de Vôtre Majesté.

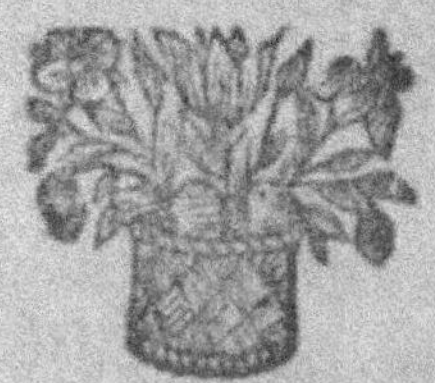

PLACET AV ROY,

SUR LE SUJET DE L'OR POTABLE.

S I R E,

THEODORE DESJARDINS,
Docteur & Chevalier de l'Inquisition
de la ville d'Avignon, qui a eu l'honneur de faire un travail pour la gloire de Vôtre Majesté, en faisant
voir qu'elle a seule fait toutes les
actions glorieuses des Heros de l'antiquité, & que tous les grands ou-
vrages qu'on a fait pour eux, peuvent à peine les raconter : pour lequel sujet il luy a presenté un Pla-
cet : A encore eû le bonheur en travaillant à sa Profession de la Medecine, de trouver le seul & veritable dissoluant, simple, & naturel de
l'or, & de l'argent, qui est son prin-

cipe, & son eau, qui attire le jour
en couleur dorée, & la nuit en couleur blanche ; dans lesquelles eaux
ces deux metaux se fondent à froid,
à découvert, sans s'échauffer dans
un verre, en moins d'un demy-
quart d'heure. L'experience en a
esté faite à la Cour deux fois, l'u-
ne en presence de M. le Prince, de
M. le Comte de Toulouse, de M.
le Mareschal de Bellefonds, & de
plusieurs autres personnes du premier Rang, chez Madame la Du-
chesse : & l'autre sur la mesme eau
qui avoit dissous une quantité d'or,
elle en dissout encore davantage
le soir devant M. de Tourville,
M. Pelisson, & plusieurs autres, à
l'appartement de Mr. de Com-
piegne. Et beaucoup de personne-
nes dignes de creance, s'en
sont servis avec succez dans leur
incommoditez, & maladies, parce

ce que c'eſt le principe de l'Or, qui
eſt le ſujet de la nature le plus pur,
&, qui par là peut conſerver & ré-
tablir la ſanté , c'eſt ce remede
tant vanté , tant promis, & aprés
lequel on a travaillé en vain depuis Remond Lulle. Il ſupplie auſſi
V. M. de faire examiner par des
perſonnes non ſuſpectes la verité
de ſes principes, & experiences,
afin qu'on n'en craigne pas la pre-
paration comme des remedes tirez
d'autres ſujets dangereux ; & de luy
faire donner des malades pour l'experimenter , & d'avoir la bonté de
le favoriſer de ſa Royale protection,
de ſon ſecours , & aſſiſtance ; afin
qu'en travaillant d'une part à mettre
au jour la Vie glorieuſe de V. M.
Il aye auſſi l'avantage de travailler
à la conſervation, & prolongation
de cette glorieuſe vie, & de pouvoir continuer ſon Poëme encore un

grand nombre d'années, comme il le souhaitte; & il ne cessera de continuër ses travaux, ses vœux, & ses prieres à Dieu, pour la santé & prosperité de Vôtre Majesté.

Lettre écrite au sieur Theodore Desjardins, par Madame Godeffroy du Pas, Dame de la Cour.

JE croirois, Monsieur, manquer de reconnoissance si je ne vous disois pas que j'ay vû une chose surprenante, du remede que vous avez eu la bonté de me donner, d'une maniere si obligeante que je m'en souviendrai toute ma vie: je trouva en arrivant à Ioigny une pauvre femme qui m'a servy, à l'extremité d'une perte de sang si terrible, que l'on luy venoit de donner l'Extreme-Onction. j'y acouru, je la trouvè sans poux, sans connoissance, les dents serrées & dans un estat à faire croire à tous ceux qui la veilloient, qu'elle alloit mourir: je songé à vostre remede, & je crû que la charité m'obligeoit à luy en donner; j'en mis dans un dez avec un peu de

vin, & luy fit deſſerer les dents, & luy fe
avaler cela; je m'en vint coucher à mon
Chaſteau, & j'envoyé le lendemain à Ioigny voir ſi elle étoit morte : mon Laquais la
trouva qu'elle aloit à la Meſſe; je vous
avouë que je n'ay jamais eſtè ſi ſurpriſe.
Et d'autant plus que le Medecin diſoit
qu'elle avoit perdu preſque tout ſon ſang.
Quelque experience que vous ayez de voſtre
remede, je ne croy pas, Monſieur, que vous
en ayez vû des effets plus ſurprenant, je ne
puis vous témoigner la reconnoiſſance que j'ay
de la bonté que vous avez eu de m'en donner
qu'en vous faiſant connoiſtre que vous avez
ſauvé la vie à cette pauvre femme, & à trois
petits enfans qu'elle a qui ſeroient mort de faim
s'ils l'avoient perduë, elle priera Dieu pour
vous & moy Monſieur, je vous ſeray toûjours
obligée, d'avoir voulu me donner ſans me
connoiſtre, une choſe auſſi precieuſe que vôtre
remede; je vous prie d'être perſuadé que j'en
auray toute la reconnoiſſance poſſible, & que je
ſuis fort veritablement; Monſieur, voſtre
tres-humble & obeïſſante Servante,

DE GODEFFROY DU PAS.

DISCOURS
SUR
L'OR POTABLE.

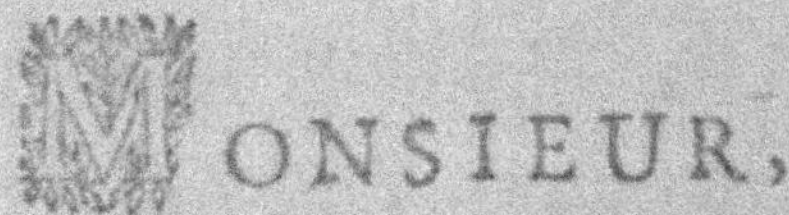

ONSIEUR,

J'ay esté assez heureux pour dé-
couvrir la maniere de tirer les
Rayons solaires, & de les corpori-
fier dans les Alambics vuides ex-
posés aux Rayons du Soleil par
une Magnesie.

J'ay fait la dissolution radicale de
l'Or , & l'ay rendu irreductible en
corps.

C'est cette experience que j'ay
faite en presence de Monsieur le

Prince , & de quantité d'autres
Princes , & Princesses , & grands
Seigneurs de la Cour dans le der-
nier voyage du Roy à Fontaine-
bleau a qui je fûs présenté , & re-
çeus un favorable acceüil de Sa Majesté , & gratification à l'occasion
d'un Livre Latin qui la plenement
informé de mon petit merite & de
mon remede ou medecine universelle.

Les bons effets de mon or Potable ont esté encore connus de Sa
Majesté dans une maladie surprenante qui arriva à une personne de
la ville de Joigny , au sujet de laquelle Madame du Pas Dame de
la Cour a écrit une Lettre qui a
esté veuë avec plaisir du Roy ,
en apprenant que la malade qui
avoit perdu presque tout son sang
& desesperée des Medecins , avoit
recouvré ses forces par quelques

gouttes de cet or Potable qui luy fut donné, & qui la mit en estat de se lever le lendemain, & d'aller à la Messe.

C'est ce remede tant vanté, tant promis, & aprés lequel on a travaillé en vain depuis Remond Lule ; c'est le veritable dissoluant simple, & naturel de l'Or, de qui il en est le Principe, & dans lequel l'or se fond à froid comme la glace, & le sel dans l'eau.

Mais comme estant un feu & un souffre, & parconsequent le sujet de la nature le plus pur, & plus universel que le sel, & le mercure; c'est aussi de celuy-là seul de qui on peut tirer une medecine universelle, puisque c'est luy seul qui anime les autres deux Principes qui seroient sans action, & sans mouvement sans cet agent universel.

C'est donc cet esprit de vie cet-

ce Manne Celeste, ce divin Elixir
qui provient de ce grand luminaire,
& de ce fleuve de feu qui ne brûle point ; mais au contraire qui
donne la vie, la confiſtance & la vertu aux herbes , aux plantes , vegetaux , metaux , & mineraux ,
eſt in ære occultus vitæ cibus , quem
noctu rorem & diu aquam rare factam
noncupamus : cujus ſpiritus inviſibi-
lis congelatus millies auro pretioſior eſt,
& dont il n'y a aucune choſe au
monde qui ne participe , & n'aye
en ſoy quelque eſtincelle de ſes
Rayons qui ſont la Baze de ce grad
remede.

Tous les veritables Philoſophes
conviendront que le Soleil n eſtant
meſlé ny embaraſſé d'aucune terre ,
ny avec aucun autre ſujet doit agir
avec beaucoup plus d'efficace ſur
nos corps qu'aucune autre matiere
par la grande analogie, proportion

& affinité qu'il a avec les choses
crées, dont il en est comme le pere,
& par sa chaleur douce & bien fai-
sante doit rejouïr & recreer, réta-
blir & renouveller (pour ainsi dire)
l'homme & le conserver long temps
en parfaite santé.

Cette Manne du Ciel que Dieu
nous donne tous les jours à profu-
sion , & que nous n'avons eû l'a-
dresse jusqu'à present de sçavoir
recueillir , & qui pourtant se laisse
prendre facilement , puisqu'il se
laisse reduire tantost en eau , tantost en huile & tantost en poudre.
Cependant les plus beaux espris
s'amusent inutilement à cüeillir la
rosée, la nege, le broüillard, &
la pluye, qui sont des corps morts
s'ils ne sont animés du Soleil, qui
est le seul ageant qui aye vie dans
le monde, & par qui toutes les choses créees la recoivent,

Et à moins que d'estre aveugle
qui disconviendra que le Soleil remplit tout l'Univers de sa chaleur &
de sa lumiere, que sa privation nous
mortifie que sa presence nous vivifie & nous reanime, & que plû-
sieurs maladies peuvent estre gue-
ries par la seule exposition au Soleil
ce que j'ay ordonné moy mesme plû-
sieurs fois avec succés : si vous n'estes
pas content de cela cherchés le témoignage des bêtes qui ne guerissent presque pas autrement leur
maladies, ce qui vous forcera d'a-
voüer que puisqu'il entre si libre-
ment chez nous à travers les por-
tes, & qu'il se mêle si familiere-
ment avec nostre sang quand nous
nous exposons à ses Rayons, & que
nous sentons qu'il nous échauffe
par l'agitation qu'il cause à la mas-
se ; il peut donc bien estant corporifié estre pris sans danger par la bouche.

Mais quand il arrive une inega-
lité dans les Elements, ou que les
matieres tartareuses que nous ava-
lons tous les jours avec les aliments
nous ont causé tant d'obstruction
que l'esprit vital ne peut plus cou-
ler le long des nerfs pour faire ces
fonctions, c'est pour lors que le
corps reste sans action & sans mouvement,& que nous cessons de vivre

Mais si l'on eût donné dans ce
temps nostre souffre solaire corporifié & en subtance, il auroit
mieux secoureu la nature, il se se-
roit fait jour par tout renversant les
obstacles obstructions, & opilations,
& ne l'auroit peut-estre pas laissée
succomber dans cette occasion,

*Sed rigidum jus est & inevitabile
    mortis.*

*Nascentes morimur finisque ab ori-
    gine pendet.*

Cependant la privation du mou-

vement nous a causé une putrefa-
ction, qui a donné lieu à la gene-
ration de nouveaux estres avec lai-
de du Soleil qui intervient à toutes les nouvelles productions de
forme.

Nil perit in toto quicquam mihi
   credite mundo,
Sed mutat, faciemque novat quod
   nasci vocatur,
Amissum ne crede diem, sunt altera
   nobis
Sidera, sunt orbes alii, lumenque
   videbis,
Purius, athereosque magis mirabere
   campos.
Nam latere ex utroque infra supra-
   que per omne
nulla est finis, uti docui, res ipsaque
   per se
Voci feratur, & elucet natura pro-
   fundi

24 ❋ *Nemo est qui se abscondat* ☉
Esse alios, aliis mundique in par-
tibus orbes,
Et varias hominum gentes, &c.

Revenons de nos petits égare-
mens, & disons que tout ce qui est
icy-bas est infirme, & sujet à cor-
ruption, *& ideo velle conservare cor-*
ruptibile per corruptibile, & tentare
infirmum sanare per rem infirmam
vana prorsus, & inutilis res est; C'est
une chose vaine, & inutile de vou-
loir conserver une chose corruptible, par une corruptible, & de tan-
ter de guerir un infirme par une
chose infirme.

Les Vegetaux sont embarassés
dans leur terre ; les metaux enve-
lopés dans leur dure écorce ; les
mineraux infectés de leur venins,
dont il ne faut rien esperer de bon
si la Chimie n'a precedé, & ne les
a épurés. Delà vient que la plus
part

part des malades ne gueriſſent pas,
parce que les remedes ſont autant
infirme qu'ils le ſont eux meſme.

Il n'y a que le Soleil qui eſt le
reſtaurateur de toute la terre, & le
reparateur de tout le Genre-hu-
main de qui nous puiſſions emprun-
ter quelque choſe de bon, de ſein,
de pur , & d'incorruptible , & qui
puiſſe plus parfaitement , & plus
promptement terminer les maux
auſquels l'homme eſt ſujet ; puiſque c'eſt l'humide radical , & la
chaleur innée, l'eſprit univerſel du
monde, & la lampe de vie qui tous
enſemble font revivre , & renouveller toute la nature, comme quand
on met de l'huile dans la lampe ;
*addito oleo lampas reviviſcit, addito
ligno ignis renaſcitur , ſuperveniente
calore planta reflore ſcit.*

Mais ce qui ſurpaſſe l'imagination
& qui peut paſſer pour un prodige

dans la nature, c'est que cet esprit
universel simbolise si bien avec
l'homme, & va si fort de concert
avec la nature qu'il fait dormir ou
veiller, excite, ou arreste le vomissement, fixe, ou faict fluer la gon-
norhée, chasse, ou arreste les Men-
struës, purge, ou constipe, & fait
ainsi diverses choses opposées selon
le besoin & l'exigence du mal de
maniere que l'on pourra dire que
se sera toûjours un remede bien
faisant.

Il ne faut pas estre sçavant pour
s'en servir, & quand mesme on ne
sçauroit pas ce qu'il faut faire à un
malade, il ny a qu'à le donner, &
laisser agir la nature qui se trouvera soulagée & fortifiée par ce prompt
secours en reiterant les doses.

Il peut estre pris en tous temps,
& à toute heure, en toute sorte d'âge, par toute sorte de sexe,

mefme par les femmes enceintes
quand elles ne fentent pas remuer
leur fruit , ou dans les difficilles ac-
couchemens ; & auffi-bien par les
fains que par les malades , fans qu'il
foit befoin de prendre aucune pre-
caution , fi ce n'eft que les fains
pourront choifir le vehicule qui
leur fera le plus agreable ; mais les
malades le prendront dans l'eau de
vie , ou dans le vin , dans le boüil-
lon , ou dans l'eau fuccrée , ou dans
quelque autre vehicule convenable
à la maladie , & le tout un peu
chaud à la quantité de trois gouttes pour les fains , & de cinq ou
fix pour les malades.

L'on eft perfuadé que la nature ne
peut eftre aidée , ny fecouruë par
aucun bras plus fort , ny plus puif-
fant que par cet aftre Divin , il en
fçait plus que les Medecins , il con-
noift mieux la nature que nous , il

va de concert avec elle : C'est un
bon pere qui a soin de ses enfans
& de toutes les productions & ge-
nerations qu'il fait tous les jours,
Sol est homo generant hominem, il
les échauffe, & ne les brûle point ;
il les brûle, & ne les consomme
point ; il est trop bien faisant, il
tend toûjours à sa perfection, & à
la conservation de ses productions.

Il est bien vray qu'il n'a pas de
la raison ny, de l'intelligence pour
choisir luy mesme les routes qu'il
faut que la nature prenne, pour se
décharger du fardeau qui l'oppres-
se ; mais la nature se l'approprie
comme une chose qui luy est
connaturelle, il la revivifie, & la
rechauffe par sa chaleur innée, &
par son point centrique plus que
ne font les Rayons du Soleil diffus
dans l'air que nous respirons tous
les jours, *Virtus unita fortior est se*

ipſa diſperſa ce que l'on obſerve clairement par le miroir ardent.

C'eſt auſſi ce qui vous convient que les Rayons ſolaires corporifiés agiſſent bien plus puiſſamment par tranſpiration , & par diaphoreſe, que quand ils ſont diffus, & épars dans cette immanſe quantité d'air.

Ils ſe font jour par tout , & ſe font faire place, & pour penetrer juſques dans l'interieur de noſtre corps ils renverſent tous les obſtacles, il entrent par les pores & les fentes.

Obſcurum nihil eſſe ſinit, tenebráſque per omnes

Intrat , & anguſtam extendit lu mine noctem.

En façon que la nature debilitée trouvant un bon ſecond , fortifiée d'un double ſecours, chaſſe le mal, & les corps ætherogenes par l'an droit qui luy convient le mieux.

C üj

Il ne faut pas que l'on s'imagine que cette diſſolution puiſſe ſervir à autre choſe qu'à guerir les maladies, & s'il ne les guerit pas meſme toutes. Mais il eſt ſpecifique contre les maladies ſecretes, il les guerit radicalement, l'obſcurité des ſecrets de la nature, & le peu de ſoin que l'on prend à les rechercher, & à les developer fait que juſques à preſent on c'eſt ſervi du Mercure ſans conſiderer l'antipathie qu'il a aveç venus, *frigida Mercurio non bene juncta venus ;* mais noſtre ſouffre ſolaire corporifié, la lave de toutes ſes taches, & macules, & la guerit parfaitement de de ſon infection, & de ſa lepre.

Il eſt encore ſpecifique contre l'apoplexie, la paraliſie incomplete, les ſincopes, la goute migraine, vertiges, vapeur, & autres maladies du cerveau.

Contre toutes les especes d'hy-
dropisies, il invite à uriner souvent,
guerit l'opilation & la colique ven-
teuse, tuë les vers, & debouche les
intestins dans le misereré.

Il deracine les douleurs invete-
rées & assoumantes de teste ; &
toutes les affections du cœur,
des poulmons ; & des hypocon-
dres.

Estant pris interieurement il de-
ceche & cicatrice les fistules putrides
& vermineuses les ulceres malins, &
les escrouelles en purifiant le sang.

Il dissout la gravele, le calcul, & la
pierre des reins & de la vescie, &
appaise la colique nephretique.

Guerit la phtisie, la pluresie, la fié-
vre lente, continuë, & intermittante.

Il tempere d'abord les pressentes
douleurs des goutes, des sciatiques &
rumatismes, & l'usage les guerit radicalement.

Il dilate, & fortifie l'estomach dans
l'inapetance, il le retressit dans la faim

canine, il arreste le vomissement, &
l'excite selon que le mal le requiert.

Il detourne le mouvement convul-
sits des intestins, il échauffe l'estomach
& les boiaux dans la lienterie, il les
déseche dans la diarhée, il les rafrai-
chit dans la dissanterie, & les hume-
cte dans le tenesme ou epreintes.

De façon que l'on trouvera dans
un seul & unique sujet de quoi sur-
venir à toutes les infinités qui peuvent arriver au corps humain excepté
aux maladies de la naissance, & à
l'extrême vieillesse ou secheresse au-
quelles il n'a point de remede.

*Contra vim mortis non est medicamen in
hortis.*

L'on m'a objecté, & on m'a
prié d'éclaircir le doute, ou l'on est
que ces Rayons solaires ainsi corporifiés, & cet Or vulgaire ainsi dissous
ayent assez de force, & d'efficace pour
guerir les maladies.

Mais j'ay pleinement satisfait à ce
doute en disant & faisant voir que
l'Or vulgaire est veritablement trop
chargé de terre & d'impureté, & qu'il

faut qu'il ſoit purifié & rendû ſi ſpon-
gieux , & ſi ouvert qu'il puiſſe nager
ſur l'eau commune en qn'elle quantité qu'on en mette , ce que l'on ap-
pelle Or ſurnageant afin qu'il puiſſe
eſtre efficace à guerir les infirmités de
cette vie.

Et quant aux Rayons ſolaires ainſi
corporifiés s'ils eſtoient exhibés ſeuls
ils ſeroient encore un peu trop chauds,
ce qui m'a obligé de faire perdre une
partie de leur activité, & de leur chaleur en les faiſant ſouler de cet Or
ainſi purifié , & temperé avec les
Rayons froids de la Lune . corporifi-
fiés , & tirés à peu prés de la meſme
ſorte.

Mais il faudroit eſtre plus qu'inſen-
ſé , & qu'ignorant pour attenter contre le Soleil, & pretendre que celuy
qui donne la vie, la vertu , & la
conſiſtance à toutes les choſes créés,
n'en euſt point luy-meſme , puiſque
c'eſt en luy que toutes les vertus ſont
refermées . ce qui porta autre fois les
peuples juſqu'à l'idolatrie , & par ainſi
je penſe que quand on peut puiſer

de l'eau & boire dans la source on n'a que faire de se désaltérer dans l'eau bourbeuse du ruisseau.

C'est donc ce souffre solaire ainsi corporifié joint avec le souffre exalté de l'Or qui guerissent toutes les maladies fixes en les volatilisant ; & que le sel de l'Or joint avec son Mercure qui se tire de son corps blanc aprés l'extraction de son ame, qui fixent, & guerissent presque toutes les maladies volatiles, *Qui potest capere capiat.*

L'on ma objecté encore qu'on a raison de douter que mon remede soit universel puisque je n'en ay point donné à Monsieur l'Abbé de Loraine quand je fus appellé à son extremité.

Mais je les ay fait convenir en leur representant que deux ou trois gouttes d'Or Potable ne pouvoit pas replacer tout à coup cent onces de sang & d'avantage que l'on avoit tiré de son corps delicat &

foible, par l'ordre d'un Medecin de la
campagne ou il estoit tombé malade.

Que l'Or Potable n'est propre
que pour animer & vivifier le sang
qu'il trouve dans les vaines qu'il
échauffe avec moderation l'estomach , qu'il aide à la digestion, &
qui fait que le corps reçoit insen-
siblement la nourriture qui luy est
convenable.

Mais que cette operation estoit
trop lente pour un mal si pressent
& pour restablir un Prince mou-
rant.

Je trouvé plus expediant de rem-
plir sur le champ ses veines vuides
flateuses & mourantes de l'esprit
vital du sang d'un jeune mouton
bien sein avec lequel il eust toutes
les parties précordiales en sanglan-
tées & frotées chaudement de ma
propre main qui avec l'aide d'un

vehicule & de la douce chaleur
des poulmons du mesme mouton,
auec lequel je le froté en guise de
serviete, & de la peau dont je le
couvris, rentra si avant dans les
vaines, & les remplit si fort de
sang que le lendemain il seigna du
nez, & se soutenant sur ces jambes
fit deux ou trois souplesses de son
corps, & dit de sa propre bouche
qu'il se sentoit de force, & qu'il
esperoit de se tirer d'affaire estant
seur que dans cette occasion on ne
pouvoit pas luy faire un plus prompt
plus facile & meilleur remede plus
convenable à son mal & à son man-
que de sang.

Sic repleo vacuas juvenili san-
guine venas.

Ce qui n'a pas peu contribuè au
restablissement de sa santé avec la
sage conduite de Monsieur Terret
son Medecin ordinaire si sçavant &

ſi experimenté que je fus obligé de dire qu'on ne pouvoit pas eſtre tombé en meilleur main , & que ſi j'avois cent vie je luy conſierois toutes.

En voila aſſés ce me ſemble pour debaraſſer les eſprits ſubtils des autres pretentions chimeriques ; car la veritable pierre philoſophale des anciens n'eſt pas celle-là qui tranſmuë les meteaux imparfaits en Soleil , & en Lune ; mais bien celle qui guerit les maladies.

En ſorte mon cher Monſieur qu'il ne me reſte plus pour l'accompliſſement de mes vœux que l'eſtime de noſtre Coriphée , & ſçavant Archiatre de la Medecine. Monſieur Dacquin premier Medecin du Roy, que jeſpere de m'attirer , & ce qui me donne courage de reuſſir auprés de luy , c'eſt que je ſçay que c'eſt un homme d'un bon gouſt & d'un grand diſcernement & qui ne refuſe pas ſa protection aux gens de lettre & de merite,

D

CURES QUE LE DIT SIEUR.

DESJARDINS A FAITE.

Premierement Monsieur de Chateaubrun Capitaine, des fièvres quartes dans trois prises d'Or Potable qui la esté declarer à Monsieur de Charpentier Doyen de l'Accademie Françoise.

Monsieur de Barry Gentilhomme, ruë Saint Louis vis-a-vis la ruë Sainte Anne à l Image Saint Eloy d'une cachexie, phtisie, inflammation aux reins & à l'estomach, par l'usage de l'Or Potable qui m'a gratifié de vingt Louis d'Or.

A la D^{me} Romanet Couturiere logeant prés le sieur de Barry d'un accidant d'apoplexie, dans une heure.

Un enfant de deux ans en chartre de Madame Bardin, ruë Calandre prés le Palais.

Madame de Grez femme de Mon-

fieur le Lieutenant du Gué d'une dou-
leur infuportable fur les reins prove-
nant du poifon, trente Louis.

La fille de ladite Dame fut delivrée
d'un enfant mort dans fon ventre par
l'Or Potable que Monfieur fon pere
luy donna dans une roftie avec du vin.

Mademoifelle Baubiere ruë Serpente
chez un Limonadier d'une extinction
de voix, & ulcere dans les poulmons
& pierre dans les reins.

Madame Gautier ruë Saint Louis,
Image Saint Eloy d'un rumatifme,
fa fille de chambre d'une goutte migraine, & de la diffente ie

Madame Bury ruë Saint Jacques,
Bourgeoife au Pain d'une hydropifie.

Madame Beaumont ruë Hono-
ré Chevalier prés le Noviciat des
Jefuittes de la pierre & d'une colique nefretique.

Plûfieurs autres perfonnes à Fon-
tainebleau pendant le fejour du Roy.

Monfieur le Comte de Tourrete Lieutenant de Roy en Provence ruë de la
Verrerie Image Noftre-Damme ren-
dra témoignage du bon effet que l'u-

sage a fait à ses incommodites,

La perte de sang qui fut arrestée à une femme de Joigny que les Medecins avoient abandonné dont Madame du Pas a rendu témoignage par une lettre qu'il a pleu à Sa Majesté de faire voir à toute la Cour.

Monsieur de Pelisson a trouvé de même son usage fort profitable.

Je ne parle aucunement des Cures faites au menu peuple pour ne grossir pas davantage ce discours; ny des maladies secretes dont nombre de gens ont este gueris.

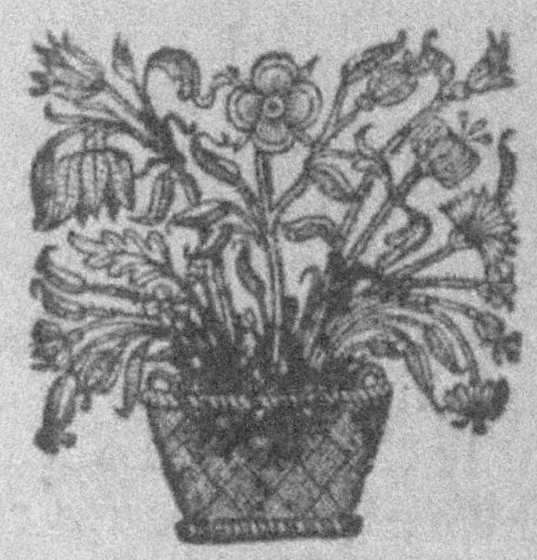

REPONSE

FAITE PAR LE SIEVR

SARREPUI.

Medecin de la Faculté d'Avignon.

A LA LETTRE DU SIEUR

DESJARDINS.

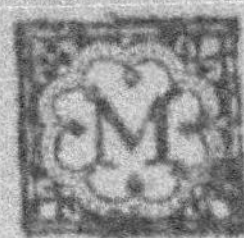
ONSIEUR,

Je n'ay pas douté que vous n'euſ
ſiés eû tout le ſuccés que vous me
marqués par la voſtre, je trouve que
ce n'eſt pas encore aſſés, & les ex-
periances que j'ay faiɬ de voſtre On

Potable surpaſſent tout ce que vous me venés de dire ; il eſt vray que je trouve la conduite que vous avez gardé dans la maladie de Monſieur l'Abbé de Loraine admirable & digne de l'ouange, & quoi que voſtre remede ſoit au deſſus de toutes les choſes créés par la pureté & ſimplicité de ſa nature, n'étant compoſé que des Rayons du Soleil corporifiés, neanmoins dans cette occaſion l'expediant dont vous vous eſtes ſervi eſtoit plus convenable, je ne vous exhorte plus de revenir, & ſi je vous l'ay écrit ça eſté à la ſollicitation de voſtre famille qui ne ſouhaite rien tant que de vous voir ; *Qui ſta bene non ſi moue.*

Cependant vous venés de me dire des choſes trop bonnes & trop ſucculentes pour n'en regaler qu'un de vos plus inutiles amis &

serviteur ; c'eſtoit un morceau à
reſerver pour un plus grand que
moy , j'aprehenderois qu'on ne me
fit paſſer pour un glouton ſi je l'a-
valois tout entier ſans rien dire, &
puiſque il y a de quoy dans vos
ragouſts & Medecine univerſelle
pour contenter nourrir , & faire
vivre tout le monde ; je croirois eſtre coupable de la mort
des autres ſi je ne voulois conſerver que moy meſme en eſ-
touffant une ſi bonne choſe. La
gravité & l'importance de ce nou-
veau ſiſteme merite d'eſtre ſçeu de
toute la terre ; ce qui m'a obligé
de faire imprimer voſtre Diſcours,
& quand je ſçaurois que vous le
prendriez en mauvaiſe part, j'ayme-
rois mieux rompre avec vous qu'a-
vec tout le monde. Je ne vous
fais pas le détail des Cures que j'ay
faites vec voſtre eſprit univerſel

pour ne groſſir pas davantage cette
Lettre; vous eſtes dans un lieu ou
vous ne manquerez pas de ſujets
d'en feire éclater le merite par les
Cures que vous en pouvez faire, &
vous attirer ainſi la benediction du
Ciel, la recompenſe du Roy, l'eſtime des hommes, & de nouveaus.
ſujets de l'oüange de

MONSIEUR,

Voſtre tres-hemble & tres-
affectioné & obligé ſerviteur
SARREPUY.